Docteur MARÉCHAL

PROFESSEUR SUPPLÉANT A L'ÉCOLE DE MÉDECINE DE BESANÇON
INSPECTEUR DÉPARTEMENTAL D'HYGIÈNE DU DOUBS

Les Œuvres
d'Hygiène sociale
DANS LE DOUBS

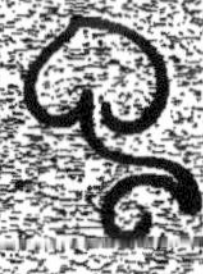

BESANÇON

IMPRIMERIE ET LITHOGRAPHIE MILLOT FRÈRES
20, RUE GAMBETTA, 20

1923

Docteur MARÉCHAL

PROFESSEUR SUPPLÉANT A L'ÉCOLE DE MÉDECINE DE BESANÇON
INSPECTEUR DÉPARTEMENTAL D'HYGIÈNE DU DOUBS

Les Œuvres
d'Hygiène sociale

DANS LE DOUBS

BESANÇON

IMPRIMERIE ET LITHOGRAPHIE MILLOT FRÈRES

20, RUE GAMBETTA, 20

1923

LES ŒUVRES D'HYGIÈNE SOCIALE
DANS LE DOUBS

PAR

M. le Dʳ MARÉCHAL

PROFESSEUR SUPPLÉANT A L'ÉCOLE DE MÉDECINE DE BESANÇON

INSPECTEUR DÉPARTEMENTAL D'HYGIÈNE DU DOUBS

DISCOURS DE RÉCEPTION

A L'ACADÉMIE DES SCIENCES, BELLES-LETTRES & ARTS
DE BESANÇON

MESSIEURS,

Certaines institutions, certaines grandes écoles marquent la signification de leurs intentions laborieuses ou d'une promotion, en évoquant quelque événement solennel ou en se plaçant sous le vocable d'un grand homme. Pour la Franche-Comté et pour votre respectable compagnie tout particulièrement, les temps où nous vivons sont dominés par la commémoration de la naissance de Louis Pasteur.

Je n'ai pas voulu, à mon tour, multiplier les échos de la louange de notre grand compatriote, mais c'est encore évoquer les bienfaits de Pasteur que de vous entretenir des œuvres d'hygiène sociale fondées dans notre département.

C'est directement, grâce aux découvertes de ce bienfaiteur de l'humanité, que partout, et spécialement dans le Doubs, la lutte est entreprise collectivement, socialement, contre les maladies transmissibles.

C'est que le temps n'est plus de l'individualisme en matière d'hygiène. Dans la défense contre la maladie, et particulièrement contre la maladie infectieuse, chaque citoyen est solidaire de son voisin, et je crois non seulement rendre service à nos compatriotes en leur exposant le bilan des efforts d'hygiène sociale effectués autour d'eux et par eux, mais encore exprimer à l'Académie de Besançon mes remerciements pour les suffrages qui m'ont admis parmi vous et qui me permettent d'user de la tribune qui m'est ouverte aujourd'hui.

En vous parlant de l'hygiène sociale, j'éprouve aujourd'hui une certaine inquiétude, car ce sujet va nous entraîner bien loin de vos préoccupations habituelles, dans le domaine de la misère et des tristesses humaines.

Faire de l'hygiène sociale, c'est franchir le taudis pour y apporter l'air et la lumière ; c'est protéger la mère et assurer la vie de l'enfant qui va naître ; c'est soustraire le jeune adolescent à une contamination certaine ; c'est, à tous les degrés de l'échelle sociale, sauver des existences par une lutte implacable contre les fléaux sociaux qui déciment notre population déjà si éprouvée par la guerre.

***

Essayons d'abord de nous rendre compte de la situation actuelle de notre département.

Le recensement général fait en 1921 nous apprend que la population du Doubs est de 285.022 habitants, accusant un déficit de 15.000 âmes par rapport à 1911 et de 25.805 par rapport à 1881. Cette diminution constante de la population, déjà manifeste avant la guerre, ne peut s'expliquer que par l'émigration, car, jusqu'en 1913, il y avait annuellement un excédent de plus de 1.200 naissances sur les décès. Depuis la fin de la guerre, le nombre des mariages s'est élevé rapidement ; en 1920, il a atteint 4.258, soit le double de la moyenne annuelle des années 1910-1913.

Les naissances ont suivi la même courbe ascendante et le maximum a eu lieu en 1921, avec un excédent de 1.260 sur les décès ; malheureusement, cette augmentation n'est qu'apparente, puisque, pour arriver à ce chiffre, il a fallu un nombre double de mariages, et que, déjà, cette année, la natalité est en décroissance. Veut-on un exemple encore plus typique de la dépopulation ? En 1883, nos écoles étaient fréquentées par 65.532 enfants ; en 1921, la population scolaire n'est plus que de 41.000.

Passons à la mortalité : en 1913, on enregistrait en France, sur 100 décès, 12 enfants de 0 à un an, 12 tuberculeux et 5 cancéreux.

Tout dernièrement, on signalait à la Chambre qu'il y avait annuellement 40.000 avortements et 36.000 morts-nés, dont 40 %, d'après le professeur Couvelaire, doivent être attribués à la syphilis. Quant aux enfants qui disparaissent avant d'atteindre leur deuxième année, c'est surtout la gastro-entérite, due à la mauvaise alimentation, qui en est cause.

Si on adopte les statistiques de la ville de Besançon comme moins entachées d'erreurs, on remarque qu'au cours de ces dernières années, grâce sans doute à la lutte antituberculeuse, la mortalité, pour cette maladie, est tombée de 12 à 9,8 %, mais on constate aussi, avec effroi, que la mortalité par cancer s'est élevée dans la proportion de 4,27 à 8,6 %. *Le cancer fait donc actuellement presque autant de ravages que la tuberculose.*

Voilà, je pense, quelques données suffisantes pour mettre en évidence nos grands fléaux sociaux qui peuvent tenir dans ces quatre mots : *dépopulation, tuberculose, syphilis* et *cancer.*

Examinons, si vous le voulez bien, les moyens dont nous disposons pour nous défendre contre les fléaux sociaux. Nous avons, en premier lieu, les grandes lois sociales : lois d'assistance et d'hygiène, lois de protection de la mère et de l'enfant ; ensuite, viennent les offices départementaux dont l'action peut être immense et féconde, mais dépend essentiellement de l'initiative qu'ils déploient ; enfin, ce sont les œuvres départementales, communales et privées, précurseurs des futures lois sociales et méritant à cet égard les plus grands encouragements.

Je me propose aujourd'hui de vous entretenir des œuvres de protection contre la mortalité infantile et contre la tuberculose, organisées dans le département par M. le préfet Bacou et dans notre ville par M. Krug, maire de Besançon.

Une grande entreprise qui s'installe commence par s'assurer le concours des spécialistes et, lorsqu'elle possède le personnel et l'outillage indispensables, elle entre en action sous une direction avertie, qui règle la marche générale et prévoit, au cours de son fonctionnement, les modifications et améliorations à apporter.

La lutte contre les grands fléaux sociaux est l'entreprise la plus grande et la plus utile qu'il soit possible d'envisager, puisqu'elle a pour but la reconstitution physique de la nation et l'avenir de la race française.

Il était donc indispensable, avant de nous engager dans la lutte, de grouper toutes les œuvres isolées, de créer celles dont la collaboration était nécessaire, et de coordonner leur action vers le but commun afin d'obtenir le meilleur résultat. Cette conception a été réalisée en 1919 par M. le Préfet, dès son arrivée dans le Doubs. Une direction générale des services d'hygiène, qui a son siège à la Préfecture, centralise tous les services et toutes les œuvres et commissions relatives à la santé publique, telles que les grandes assemblées sanitaires : conseil d'hygiène, commissions sanitaires ; service des eaux d'alimentation sous la direction du professeur Fournier ; commissions de la natalité ; office d'hygiène sociale ; office d'habitations à bon marché ; ces derniers créés depuis la guerre et jouissant de prérogatives qui leur permettent d'aider et d'encourager les œuvres privées engagées dans la lutte contre la tuberculose.

Deux organismes extrêmement importants manquaient au début de nos services publics : le *laboratoire* et un *service de désinfection* bien outillé et rapide. Le premier souci a été de provoquer leur installation. Le laboratoire de bactériologie est devenu la base indispensable de toute organisation départementale d'hygiène. C'est le centre vers lequel convergent toutes les œuvres sociales ayant pour but le dépistage de la tuberculose, de la syphilis et des maladies contagieuses transmissibles. Il est maintenant l'auxiliaire réclamé par le médecin pour l'aider à hâter ou à préciser son diagnostic. Notre laboratoire départemental a été créé avec le concours de l'Etat, du département, des hospices de la ville de Besançon et de l'Université. Avec son personnel spécialisé et un outillage complet, il permet de satisfaire à toutes les demandes d'analyses relatives à la bactériologie, à la sérologie, à la chimie biologique. L'importance qu'il a acquise après trois ans de fonctionnement se traduit annuellement par plus de 3.500 examens. Il pratique les recherches demandées par les cliniques des hôpitaux, le dépistage de la syphilis aux consultations prénatales et au dispensaire antivénérien ; les examens nécessaires aux dispensaires antituberculeux. Pour la ville de Besançon, il suit le régime des eaux d'alimentation et exerce une surveillance très rigoureuse sur les malades atteints de diphtérie avant leur réintégration à l'école.

Pour engager une lutte efficace contre la transmission des maladies contagieuses, et en particulier contre la tuberculose, il est absolument nécessaire pour un département de posséder un service spécial pourvu d'un matériel de désinfection complet et capable de se déplacer rapidement en un point quelconque du territoire. C'est dans cet esprit qu'a été complètement réorganisé, en 1920, le service départemental de désinfection.

Le département a été divisé en trois secteurs à peu près équivalents comme population. Au centre de chaque secteur, c'est-à-dire à Besançon, à Montbéliard et à Pontarlier, se trouve un poste de désinfection comprenant, en plus du matériel et des substances désinfectantes courantes, une voiture automobile de 15 chevaux, capable de traîner une étuve type Gonin montée sur remorque. Les chefs de poste, spécialisés dans leurs fonctions, possèdent les qualités et la compétence nécessaires pour faire apprécier la désinfection et l'appliquer avec tact et discrétion.

Ce nouveau service fonctionne depuis deux ans et nous donne entière satisfaction ; il a permis d'opérer dans des communes de la montagne dont l'accès, par tout autre procédé, aurait entraîné de très grandes difficultés et une perte de temps considérable.

De plus, le département se trouve ainsi desservi, au point de vue de l'hygiène, par un réseau de communications extrêmement rapides, permettant d'assurer, en cas d'urgence, le déplacement du personnel sanitaire et, en temps normal, de faciliter les enquêtes des commissions sanitaires et des visiteuses pour le dépistage de la tuberculose dans les communes rurales.

Possédant l'armement indispensable, nous pouvons aborder maintenant l'étude des œuvres sociales.

Le grand chapitre de la dépopulation soulève les problèmes les plus angoissants de l'heure actuelle. La France est, en effet, le pays du monde où la natalité est la plus faible. En 1913, le taux des naissances était de 1,88 % habitants alors qu'il atteignait 2,74 en Allemagne, 3,10 Espagne et 4,20 en Roumanie et au Japon. Il est vrai que ces peuples à forte natalité sont aussi ceux où la mortalité infantile est plus élevée, mais ce déficit est largement compensé par le surcroît des naissances ou, selon l'expression consacrée, par la *population de remplacement*, qui assure, malgré tout, la prédominance de la race.

Nous n'avons pas le droit, en France, pour des raisons morales et pour d'autres, de négliger la mortalité infantile, et la Commission départementale de la natalité, que préside avec tant de compétence et de dévouement M. l'avocat Pernot, l'a placée au premier rang des questions importantes à étudier, avec celles de la protection de la mère, de l'assistance aux familles nombreuses et de la mortinatalité.

Je vous signalais, il y a quelques instants, que sur 100 morts-nés, 44 sont morts de syphilis ; mais il faut savoir aussi que, parmi les enfants qui viennent au monde syphilitiques, 65 % meurent au cours de leur première année. L'expérience a montré qu'un traitement bien appliqué réduit cette mortalité à 5 %.

Il faut donc, avant tout, dépister la syphilis qui, dans les trois quarts des décès, est complètement méconnue des parents.

C'est dans ce but qu'une consultation prénatale vient d'être créée à la Maternité de Besançon, sous la direction de M. le professeur Baigue.

Ce service permet, avec l'aide du laboratoire, de dépister à coup sûr la syphilis et, par conséquent, de traiter l'enfant et les parents ; il est ouvert à toutes les femmes quelle que soit leur situation sociale et permettra, n'en doutons pas, d'abaisser considérablement la mortalité infantile.

Afin de favoriser la natalité, 170 communes du Doubs viennent de voter une prime variant de 20 fr. à 1.000 fr. à partir du troisième enfant.

Le département et l'Etat majorent cette allocation, qui est divisée en deux parts : l'une servant à constituer un capital à l'enfant lorsqu'il aura vingt-cinq ans, l'autre destinée à assurer une retraite aux parents à soixante ans.

M. le docteur Bernard, directeur au Bureau municipal d'hygiène, avec son esprit d'initiative toujours en éveil en matière d'hygiène sociale, fait installer pour la ville de Besançon une série de sacs d'accouchement.

La composition de ces sacs permet de parer aux accidents dus le plus souvent à l'absence dans les familles pauvres des objets les plus indispensables.

Parmi les œuvres de protection de l'enfance, nous devons mentionner spécialement le service de consultations de nourrissons installé à la Maternité et fonctionnant avec le concours de la Société de protection des nourrissons et d'allaitement maternel. En présence des résultats remarquables obtenus à Besançon, un appel a été adressé aux principales communes du Doubs pour les engager à organiser une consultation de nourrissons au moins une fois par mois.

Signalons encore la Goutte de lait municipale annexée à la Maternité distribuant chaque matin le lait stérilisé, la Crèche Bersot, présidée par Mme Krug, avec ses deux établissements des cantons Nord et Sud pour les enfants de quinze jours à trois ans.

Mais voici maintenant une œuvre toute récente : la *Maison maternelle de Châteaufarine*, due à l'initiative de M. le docteur Baigue, qui a bien voulu disposer en faveur de sa création d'un don de 50.000 fr. légué par le capitaine Faure pour une œuvre sociale.

Le Conseil général du Doubs s'est associé à ce geste généreux en accordant une somme équivalente pour son installation.

Le but essentiel de la Maison maternelle est de recueillir avant et après l'accouchement les femmes privées de ressources et incapables d'assurer leur subsistance, pour leur enlever le désir d'abandonner leur enfant ; le séjour de cette maison leur donne le repos indispensable, la facilité d'allaiter leur enfant et de fournir un travail en rapport avec leur état.

Un petit pécule et une place leur sont garantis à leur sortie.

Grâce au zèle et à l'activité déployés par Mmes Bacou, Gaulard et Reymonenq, la maison, installée avec un soin minutieux, vient d'ouvrir ses portes à ses premières pensionnaires.

Cette œuvre est d'une portée considérable si l'on réfléchit qu'en diminuant les abandons d'enfants, elle allège la charge de l'Assistance publique.

Sait-on que chaque enfant abandonné coûte pour son

entretien, jusqu'à l'âge de treize ans, une somme de 13.000 fr. La suppression seulement de deux abandons par an suffirait pour payer les frais de fonctionnement de la Maison maternelle pendant une année.

Ajoutons enfin que les malheureuses abandonnées trouvent dans cet établissement l'asile dont elles ont tant besoin pour se ressaisir et leur permettre d'envisager l'avenir avec moins de terreur.

Je termine ce chapitre de la mortalité infantile en vous signalant l'œuvre des infirmières visiteuses de la ville de Besançon, créée dans le but de surveiller à domicile les nourrissons et de faire l'éducation hygiénique des mères.

Ces fonctions fort délicates sont remplies par Mlles Baudin et Kablé, avec la compétence et le dévouement que nous leur connaissons.

Directement en rapport avec le Bureau municipal d'assistance et la Société de protection des nourrissons, elles visitent les mères assistées ou non et pratiquent les enquêtes nécessaires à l'attribution des secours. L'accueil qui leur est réservé par les familles est la preuve la plus évidente de leur utilité.

Si les nourrissons ont droit à toute notre sollicitude, les enfants qui ont atteint l'âge scolaire exigent aussi une surveillance attentive. C'est dans cette intention qu'a été instituée l'Inspection médicale des écoles, la première réalisation qu'un seul département ait osé tenter jusqu'à ce jour.

L'Inspection médicale des écoles, créée en 1920 par le Conseil général du Doubs sur l'initiative de M. le préfet Bacou, s'étend à toutes les écoles primaires publiques et privées et comporte l'examen de 40.000 écoliers. Elle a pour but de renseigner les parents sur la santé des enfants et de provoquer les soins de la famille. Mais, dans l'esprit des organisateurs, l'idée dominante visait le dépistage précoce de la tuberculose chez les malingres, les ganglionnaires, les anémiés des taudis.

Nombreux sont les enfants de huit à treize ans ayant déjà subi les premières atteintes du bacille ; ceux-là, la tuberculose pulmonaire les guette, si par un changement de milieu au grand air, à la montagne, une alimentation saine et abondante, on ne leur donne le moyen de se développer et de franchir victorieusement la période difficile.

Voilà le but réel et efficace du dépistage, il coûte 2 fr. par an et par enfant, mais c'est bien peu si l'on songe qu'avec 20.000 fr. on ne guérit pas sûrement un tuberculeux et qu'avec quelques centaines de francs on peut empêcher de le devenir. Le service de l'Inspection médicale a été organisé en complet accord avec le Syndicat des médecins du Doubs et avec la très heureuse collaboration de M. l'Inspecteur d'Académie Baillot.

Le département a été divisé en 60 circonscriptions de 300 à 1.000 enfants ; l'inspection est assurée dans chacune d'elle par le médecin praticien déjà chargé de la vaccination, de l'assistance médicale gratuite et de la protection des enfants du premier âge.

Les écoles sont visitées deux fois par an, à la rentrée des classes et au printemps, à une date fixée par le médecin, mais qui n'est connue que du directeur de l'école.

La visite porte sur les locaux scolaires et sur l'état sanitaire des élèves.

Les travaux urgents, causes d'insalubrité, réparations, défectuosités dans l'éclairage ou le chauffage, sont signalés et soumis immédiatement pour leur exécution à une délibération de la municipalité. En 1921, les frais d'aménagement se sont élevés à 245.000 fr.

L'examen des enfants est consigné sur un carnet sanitaire composé d'une fiche de mensuration et d'une fiche médicale.

Les instituteurs, dont on ne saurait trop louer le concours dévoué, font des mensurations, contrôlent le poids et l'amplitude thoracique et mesurent l'acuité visuelle et auditive.

Dans un local discret et chauffé, le médecin inspecteur procède à l'examen médical ; il consigne ses observations sur la fiche médicale et porte spécialement son attention sur les enfants dont la santé lui donnait des craintes à une précédente visite.

Les malades et tous ceux qui réclament des soins spéciaux sont signalés aux familles.

Enfin, après la dernière visite de l'année, on dresse une liste de tous les élèves malingres, anémiés des taudis, lymphatiques et ganglionnaires, auxquels un séjour en montagne ou une cure dans un préventorium serait utile.

Ce sacrifice, que peu de familles peuvent s'imposer, l'œuvre de placement des enfants va le faire.

Est-il utile de dire que notre surveillance s'étend aussi à la santé du personnel enseignant, aux mesures à prendre en cas d'épidémie, et que, dans ces cas, le médecin du service peut avoir recours aux ressources du laboratoire.

L'Inspection médicale a été très bien accueillie par les familles ; son succès fait honneur au corps médical qui en a accepté la charge et la responsabilité, parce qu'il a su considérer sa mission avec l'esprit le plus noble et qu'il l'a fait apprécier alors qu'aucune mesure légale ne pouvait être envisagée pour en assurer l'exécution.

Cependant une institution aussi considérable serait restée incomplète, si un organisme nouveau : l'Office d'hygiène sociale et de préservation antituberculeuse, n'était entré en jeu pour sanctionner les prescriptions.

L'Office d'hygiène sociale est la base sur laquelle repose toute notre organisation antituberculeuse.

Présidé par M. le marquis de Moustier, il a été déclaré d'utilité publique dans le but de coordonner toutes les initiatives déjà existantes et de favoriser la création des dispensaires et des sanatoria. C'est lui qui reçoit les subventions de l'Etat, du département et des communes, les dons particuliers, et qui en administre la répartition.

Comme nous ne possédons encore malheureusement aucun remède véritablement spécifique contre la tuberculose, nos moyens se bornent actuellement à dépister les tuberculeux et à supprimer les dangers de contagion dans l'entourage du malade.

Le premier point fondamental consiste donc à établir qu'un malade est contagieux. Pour s'en assurer, le clinicien possède à Besançon deux auxiliaires précieux : le *laboratoire* et la *radiologie* avec le concours désintéressé du docteur Caillods.

Dans les grands centres où ces services existent, il n'y a pas de difficultés, mais il n'en est pas de même dans la plupart de nos communes rurales, même importantes.

Il faut donc un organe spécial, accessible à tous les malades, ayant à sa disposition un personnel médical spécialisé et les moyens de diagnostic dont dispose la science actuelle. Cet organe, c'est le dispensaire antituberculeux.

Un dispensaire est un établissement ouvert à tous ; les consultations médicales sont uniquement destinées à faire le diagnostic sûr de la tuberculose, les malades étant renvoyés à leur médecin pour le traitement.

A partir de ce moment le rôle de l'infirmière visiteuse commence, car il ne s'agit pas de laisser le malade, qui expectore des bacilles, continuer plus longtemps à rester un danger pour la société. Il faut l'éduquer, lui apprendre comment, avec quelques précautions bien strictement observées, il peut soustraire à la contagion son entourage et le plus souvent ses enfants. La visiteuse d'hygiène accomplit ce rôle social tous les jours dans les taudis privés de soleil. Ici, elle enlève un tout jeune enfant qui ne tardera pas à s'infecter au contact de ses parents, ailleurs elle fait donner un lit pour éviter une promiscuité par trop dangereuse et par quelques secours ramène un peu de confort dans le foyer ; partout elle distribue des substances désinfectantes.

Voilà l'œuvre remarquable accomplie chaque jour, depuis la guerre, dans nos dispensaires de Besançon, de Montbéliard et de Pontarlier par des femmes dévouées, à la tête desquelles je ne peux me dispenser de nommer Mme Lefranc, car son nom est déjà sur toutes les lèvres.

Et maintenant, un rôle important reste à remplir : il s'agit de placer les malades, d'isoler les enfants de parents tuberculeux et d'aider les malingres à franchir la période critique.

M. le docteur Ledoux, président de la commission médicale, et ses confrères, MM. les docteurs Retrouvey, Daguet et Coillot, vont procéder à ce travail minutieux.

Les malades curables sont dirigés sur le sanatorium de Villeneuve-d'Amont, propriété de la Ligue antituberculeuse de Franche-Comté, et sur le sanatorium d'Hauteville. Les malades trop avancés sont hospitalisés, mais si leur déplacement est impossible, l'œuvre de Bellevue recueille les petits enfants du milieu contaminé pour les soustraire à la contagion.

La Maison de Bellevue, présidée par M. de Montrichard, mérite d'être connue et encouragée. C'est une pouponnière qui prend depuis leur naissance jusqu'à l'âge de deux ans les enfants de tuberculeux et les rachitiques privés de soins des familles nécessiteuses ; elle les élève avec un dévouement absolu et ne demande qu'une cotisation infime aux parents ou aux sociétés de secours.

Nous arrivons maintenant au placement des écoliers signalés par l'Inspection médicale des écoles. Il faut commencer par faire le triage de tout ce petit monde pour l'orienter vers le placement d'été qui sera le plus favorable, et décider ensuite les parents quelquefois bien hésitants. Un premier lot composé des ganglionnaires et adénoïdiens est destiné aux Préventoriums de Bregille et de Palente.

Le Préventorium de Bregille, dirigé par M. le chanoine Mourot, est une station fort bien située sur le flanc occidental de Bregille, à 340 mètres d'altitude, entouré de jardins et de grands arbres ensoleillés. On y pratique, avec la cure d'air, la cure de soleil et la cure saline, si profitable aux lymphatiques et scrofuleux, auxquelles s'ajoutent les exercices respiratoires et la gymnastique rationnelle.

Les enfants y vivent au grand air jour et nuit.

Aux heures d'insolation, qui varient de 1 à 3 heures par jour, ils ont le torse et les jambes nus.

Le Préventorium de Palente, dirigé par M. le pasteur Metzger, offre les mêmes avantages.

Le séjour dans ces deux établissements est illimité, et souvent prolongé dans le cas où il y a à redouter un retour précoce des enfants dans leur milieu habituel.

Les résultats signalés par le docteur Dasse sont véritablement remarquables : on constate une proportion de 89 % d'améliorations définitives se traduisant par une augmentation de poids, le relèvement de l'état général et des fonctions digestives, la fonte progressive des ganglions qui continue à se faire encore longtemps après :

Le deuxième lot, composé des chétifs, anémiés des taudis, convalescents ou surmenés, est envoyé aux colonies scolaires du fort de la Dame Blanche, organisées par les soins de la ville de Besançon pour recevoir 200 enfants chaque année pendant la période des vacances.

Enfin le troisième lot bénéficie du placement familial en montagne, qui est certainement celui qui doit avoir toutes les préférences, à la condition d'être fait avec un choix très judicieux.

Le médecin de campagne est l'ami de tout le monde, il peut donc sélectionner les familles saines et exercer une surveillance attentive sur les enfants placés.

Notre département, avec ses étages successifs de plateaux et ses forêts de sapins, offre des avantages inappréciables. Au cours de l'année qui vient de s'écouler, 300 écoliers ont reçu l'hospitalité des familles et pendant deux mois et demi se sont fortifiés par une alimentation saine et abondante et la vie au grand air. Pour beaucoup, n'en doutons pas, ce séjour sera une invitation au retour à la vie champêtre.

Afin de favoriser l'extension du placement familial en montagne, M. le Préfet vient de faire un appel aux communes aisées et particulièrement bien situées ; il les invite à créer des bourses de séjour pour enfants chétifs, mais non contagieux, en faveur des familles de leurs communes qui voudront bien les accepter.

Nous espérons ainsi, par la propre initiative des communes, placer 200 enfants de plus en montagne chaque année, et si nos prévisions se réalisent, tous les écoliers (ils étaient 586 en 1922), pourront faire une cure de grand air.

Le placement familial revient de 80 à 100 fr. par mois et par enfant, la journée dans un préventorium coûte 6 fr. 50. Grâce aux contributions de l'Etat, du département, de la ville de Besançon et des dons particuliers, la somme de 63.000 fr. a été dépensée cette année par l'Office pour le placement des enfants.

Cet effort considérable devra être maintenu et encouragé si l'on veut que l'Inspection médicale des écoles porte réellement ses fruits.

S'il est indispensable d'isoler les contagieux et de soustraire l'enfance aux atteintes du bacille tuberculeux, il est aussi nécessaire de faire la guerre aux taudis. Il faut détruire ces foyers obscurs et sales, contaminés par de nombreuses générations de malades, et dans lesquels l'action stérilisante du soleil ne peut s'exercer ; il faut protéger les familles nombreuses en mettant à leur disposition des logements salubres. L'Office départemental d'habitations à bon marché, présidé par M. P. Peugeot, depuis sa fondation, en 1920, s'est efforcé de poursuivre cette tâche difficile d'assainissement des immeubles et de construction d'habitations à bon marché. Les résultats attendus dans le courant de l'an prochain sont très intéressants ; l'Office, déjà, a fait l'acquisition de quatre maisons de Besançon, pour une somme de 151.000 fr., et va dépenser 138.000 fr. pour en faire des logements salubres. Il fait construire actuellement à Saint-Claude dix maisons de quatre pièces chacune, avec jardins et dépendances, et aux Cras douze maisons de 4 pièces et douze maisons de trois pièces qui pourront abriter 34 familles.

L'ensemble de ces travaux s'élève à 913.000 fr.

Or, lorsqu'il s'agit d'habitations destinées aux familles nombreuses, la législation française nous accorde de grandes facilités, l'Etat intervient d'abord par une subvention pouvant se monter jusqu'à 33 % de l'ensemble des travaux à exécuter, puis la Caisse des dépôts et consignations est autorisée à consentir des prêts à un taux très faible de 2 à 2 fr. 50 %, remboursables par annuités en quarante ans pour une somme équivalente à 55 % des constructions ; enfin le reliquat peut être comblé par les prêts des caisses d'épargne à 3 %.

C'est grâce à ces faveurs spéciales que l'Office a pu s'engager dans des dépenses élevées. Avec l'aide de la ville de Pontarlier, il vient de réaliser l'acquisition du camp des Pareuses, dans le but de transformer les baraquements en logements très confortables de 3 à 4 pièces avec eau, gaz et électricité et jardin, dans lesquels, pour un prix modéré, on pourra loger 65 familles de quatre enfants. La dépense globale s'élève à près de 1.500.000 fr. Tous ces travaux seront réalisés dans le courant de l'année 1923, grâce aux démarches personnelles et à l'activité de M. Pesty, secrétaire général de l'Office.

Messieurs, je laisse à d'autres voix plus autorisées que la mienne le soin de vous parler de nos organisations en préparation, comme la lutte contre le cancer et la défense contre les maladies vénériennes.

Je m'excuse d'avoir traité devant vous un sujet qui manque de séduction littéraire. Mais j'ai pensé répondre aux intentions que vous aviez eues en m'accueillant parmi vous. Mes seuls titres à votre bienveillance résident dans mon activité professionnelle.

En vous entretenant de l'hygiène publique dans le département du Doubs, j'ai cru, d'autre part, faire œuvre utile. Les Français n'ont pas, autant que certains peuples, le sens de la solidarité dans l'action.

Or, je l'ai dit, dès les premières lignes de cette modeste revue de nos institutions d'hygiène, si l'on veut réussir dans la lutte contre les maladies transmissibles, il ne faut pas que chaque citoyen marche au combat en tirailleur. Il faut que les efforts se fassent en commun, dans la compréhension de la tactique générale et de la consigne particulière de chacun.

L'Académie me permet d'exprimer ces vérités en public. Je lui en témoigne encore mes remerciements.

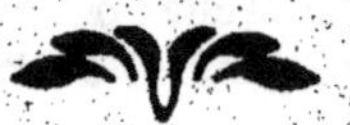

IMP. MILLET FRÈRES. — BESANÇON

www.ingramcontent.com/pod-product-compliance
Lightning Source LLC
LaVergne TN
LVHW011448170726
843501LV00009B/3334